Jeûne Intermittent

Mange ce que tu veux

Sommaire

Introduction

Fais-tu partie de ceux et celles qui ont testé de nombreux régimes sans connaître de résultats durables ? C'est le cas de beaucoup d'entre nous. À chaque fois, nous faisons un régime et, peu de temps après, l'aiguille de la balance remonte. Le pire, c'est à la veille des vacances d'été, avant d'être dans le feu de l'action, lorsque l'on constate que cette robe de plage que l'on aime tant est trop serrée et qu'on n'ose même pas essayer le bikini.

Pourquoi est-ce toujours comme ça ? Sommes-nous tous tellement paresseux ? Pas du tout !

Les régimes et autres programmes d'amaigrissement nous coûtent beaucoup d'argent, et surtout beaucoup de temps. Celles et ceux qui ont un travail à temps plein, élèvent leurs enfants, voire les deux à la fois, n'ont pas le temps de faire une heure de sport par jour ou de s'offrir des recettes coûteuses qui ne permettent même pas de manger à sa faim. Lorsque que tu es la seule personne de la famille qui souhaite maigrir, cela peut vite devenir désagréable pour les autres de se retrouver face à un menu composé de crudités au lieu des bons petits plats habituels.

Il existe une alternative ! Le jeûne intermittent ne te coûte pas un centime et ne te fais pas perdre de temps ! Au contraire, cela te fait même gagner du temps puisque que tu renonces à certains repas. Tu n'as pas besoin de suivre de plans nutritionnels compliqués et stricts, tu n'as pas besoin de compter les calories, ni de pratiquer trois heures de sport par jour, etc. Tout ce qu'il faut faire, c'est simplement ne pas manger de temps en temps. Entre-temps, tu peux continuer de manger comme d'habitude, sans regret. Il n'y a pas de restrictions et il ne faut renoncer à aucun aliment.

Il y a quelques règles. Celles-ci sont simples et nous les expliquerons rapidement. De plus, il existe des modèles différents parmi lesquels tu peux choisir ce qui t'es le plus adapté. Dans l'idéal, tu peux aussi changer entre les différents modèles et ainsi rendre le jeûne intermittent encore plus flexible et l'adapter vraiment à ton mode de vie.

Certains effets « collatéraux » du jeûne intermittent peuvent survenir, comme la détoxication et le rajeunissement des cellules.

Entre-temps, tu t'es certainement demandé quelle sorte de programme miracle nous te vantons ici et tu te dis qu'il doit y avoir un gros hic quelque part.

Il y a un hic, mais rien de grave : le jeûne intermittent est, contrairement à la plupart des régimes, un programme longue durée. En d'autres termes, ta vie va changer sur la durée, elle sera différente de ce à quoi tu es habitué(e) actuellement. Tu dois donc être prêt(e) à mener des changements durables. Mais ne te fais pas de souci, lorsque tu auras un peu pris l'habitude après quelques semaines, tu ne remarqueras même pas les petits changements survenus dans ta vie.

Cet « inconvénient » cache cependant même un avantage : puisqu'il s'agit de modifier tes habitudes sur le long terme, tu ne ressentiras aucun effet yo-yo.

Chapitre 1 : Le jeûne intermittent – De quoi s'agit-il et comment ça se passe ?

En réalité, le jeûne a une origine religieuse et sa pratique permet de montrer sa fidélité au commandement de l'abstinence. On le retrouve dans presque toutes les religions et cultures. Il prend souvent des formes différentes, mais, d'une manière ou d'une autre, il a toujours la même signification dans le fond. L'objectif du jeûne religieux peut être de purifier l'esprit (en lui retirant la distraction des choses terrestres, comme la nourriture), de nettoyer l'âme comme une forme de pénitence, ou bien d'autres choses encore.

Pendant le jeûne, on renonce toujours à quelque chose, souvent il s'agit simplement de ne rien manger.

Pratiquer un jeûne intermittent signifie que l'on renonce encore et encore, mais pas de manière longue et continue.

Ainsi, tu renonces pour un certain temps à l'alimentation solide et tu ne bois que de l'eau ou des boissons non sucrées. Le reste du temps, tu peux manger et boire tout à fait normalement, comme tu en as l'habitude.

Tu te demandes sûrement maintenant comment s'il vous plaît est-il possible de perdre du poids aussi facilement ? Ne rien manger puis manger de nouveau normalement... cela ressemble à la recette parfaite pour l'effet yo-yo ! Disons-le tout de suite : cela n'a rien de simple. Oui, tu dois « simplement » renoncer à tout ce qui contient des calories pendant certains intervalles de temps, mais cela va te demander une certaine force de volonté. C'est d'autant plus vrai que ce n'est pas une situation temporaire, mais un état que tu vas chercher à maintenir sur le long terme, de façon permanente. Inévitablement, il va y avoir des moments où tu devras regarder les autres manger pendant que, toi, tu n'auras le droit qu'à un verre d'eau.

Lorsque tu auras pris l'habitude de cela, tu ne trouveras plus la chose très difficile. Les premières semaines ne sont pas faciles, tu devras sans doute expliquer de temps en temps la situation voire même te justifier car le jeûne intermittent est une technique encore relativement méconnue qui peut certainement provoquer des questions et des critiques.

Maintenant, revenons-en où nous en étions : comment maigrit-on avec cette technique ?

Commençons plutôt par : « Pourquoi ai-je tant de graisse dans le corps ? ». Nous sommes constitués de telle façon que les matières grasses représentent en fait des composants essentiels pour nous. À la nuit des temps, lorsqu'aucune civilisation ne disposait encore de sources garanties et régulières d'alimentation, les gens souffraient souvent de la faim. Sous nos latitudes, ces périodes de famine avaient lieu souvent en hiver, lorsque toutes les réserves étaient épuisées, que les végétaux n'avaient pas encore repoussé et que même le gibier était amaigri. En ces temps-là, les humains vivaient sur les réserves de matières grasses qu'ils avaient constituées en été et en automne. C'est également ce que font les animaux. Il suffit d'observer un écureuil, de voir comment il grossit en automne, jusqu'à ce que son ventre touche presque le sol. Au printemps, ce même écureuil est maigre comme un clou et essaie tant bien que mal de garder la tête hors de l'eau.

Aujourd'hui, nous avons suffisamment à manger et nous ne passons plus des mois à mourir de faim. De plus, beaucoup d'entre nous mangeons même en trop grande quantité ou consommons des aliments trop caloriques. Souvent, même les aliments ont changé : les céréales complètes ont été remplacées par de la farine blanche, et nous mangeons beaucoup plus de sucre que ce que la nature avait prévu. Même notre dépense énergétique n'est plus la même, car nous marchons beaucoup moins et peu de gens ont une activité professionnelle extrêmement fatigante ou exigeante d'un point de vue physique. La plupart d'entre nous passons beaucoup trop de temps assis ou allongés, et ne consommons ainsi pas suffisamment d'énergie.

C'est ici qu'entrent en scène la plupart des régimes. Soit il existe des aliments spéciaux, soit tu dois investir du temps tous les jours pour faire du sport, voire les deux à la fois. Pour ces raisons, nombreux sont ceux qui abandonnent car cela prend trop de temps et demande un certain investissement financier, ou alors les plats concoctés n'ont aucun goût.

Au cours du jeûne intermittent, on ne s'affame pas au sens classique du terme, car on peut vraiment manger de tout pendant les périodes pendant lesquelles il est autorisé de manger.

L'idée ici est que lorsque le métabolisme est occupé par l'alimentation pendant la digestion des repas, il ne peut se consacrer que partiellement à la dégradation des matières grasses, même lorsque l'on brûle plus de calories que l'on en consomme (dans le cadre d'un régime par ex.). Cependant, lorsque l'on ne mange rien pendant plusieurs heures, voire pendant un jour entier, le métabolisme, qui en a terminé avec le dernier repas consommé, va se charger des cellules graisseuses. Puisqu'on n'apporte plus au corps aucune calorie, celui-ci ne peut plus obtenir d'énergie de l'alimentation et doit piocher dans les réserves de matières grasses. Lorsque tout l'excès de glucose a été dégradé dans le corps, le métabolisme bénéficie de deux avantages décisifs. D'une part, il n'a pas d'autre tâche en cours qui pourrait le distraire de la dégradation des matières grasses. D'autre part, il n'y a plus d'apport en calories qui puisse être transformé en énergie. Ainsi, le métabolisme est obligé d'attaquer et de dégrader les réserves de matières grasses.

Mais qu'en est-il maintenant, lorsque cet intervalle ou cette phase prend fin et que l'on doit recommencer à manger ? Curieusement, il n'en découle pas une crise boulimique où l'on aurait besoin de récupérer d'un seul coup tous les repas que l'on a manqués. Pendant la phase longue, le taux glycémique s'est équilibré, mais il n'est pas bas, et c'est pourquoi tu ne ressens pas une grosse faim. Cela est dû au fait que dans les régimes normaux, l'insuline continue d'être sécrétée parce que tu continues de manger, même si c'est en petite quantité. Même le sentiment d'avoir le ventre vide ne dure qu'un certain temps, ensuite cela passe.

Il n'y a aucun risque de se retrouver en « métabolisme de famine » lors du jeûne intermittent. Ce type spécial du métabolisme ne s'enclenche que lorsque nous consommons moins de calories à long terme (après de nombreux jours successifs) que ce dont nous en avons besoin pour notre consommation de base. La consommation de base se compose des fonctions vitales comme les battements du cœur, la respiration et la production de chaleur, et correspond, selon le poids, la taille et l'âge de l'individu, à entre 1000 et 1500 kcal par jour. Lorsque l'on mange moins que cette quantité, on envoie au corps (de manière involontaire) le signal de la famine et le corps change son métabolisme pour économiser de l'énergie, car il pense qu'il est en situation de survie. La conséquence en est que la consommation de base descend à environ 800 kcal, et ce de manière durable. Donc, lorsque l'on a terminé un régime, le corps continue de brûler moins de calories et à stocker le reste sous forme de matières grasses, ce qui peut représenter jusqu'à deux fois la quantité consommée avant un régime. Un effet yo-yo des plus vicieux.

Cependant, lorsque que tu retires tout simplement les calories de ton corps, cela mobilise le métabolisme. Comment ? Retournons à l'âge de pierre. Lorsqu'il n'y avait rien à manger, il fallait utiliser l'énergie restante pour chasser des animaux ou pour aller chercher des fruits mûrs dans une zone de cueillette plus éloignée. Ce faisant, tu brûles en fait plus de calories ! Puisque tu ne jeûnes pas à long terme et que, entre les phases de jeûne, tu manges normalement, il n'est pas question de famine dans ton cas, et tu continues de maigrir gaiement bien que tu manges du gâteau et que tu te régales au barbecue le week-end avec tes amis. De plus, le corps ne peut pas s'habituer car tu mets en place une différence énorme entre les périodes où tu manges normalement et celles où tu ne manges rien. Le corps est sans cesse stimulé et ne peut pas mettre en place le métabolisme de famine.

Pour qui le jeûne intermittent est-il adapté ?

Fondamentalement, tout le monde peut pratiquer le jeûne intermittent, en particulier lorsque l'on veut non seulement maigrir, mais également profiter d'autres avantages pour sa santé – plus d'informations à ce sujet dans le chapitre 3.

Si tu as des problèmes de santé, il faut bien sûr, comme avant tout type de régime ou la pratique d'un nouveau sport, en discuter avec ton médecin traitant. En particulier si tu souffres de diabète ou que tu allaites.

Souvent, cela dépend pour ta santé de la façon dont tu jeûnes, car il y a différentes méthodes. Celles-ci seront décrites dans le chapitre suivant.

Cependant, il y a une condition préalable très importante au jeûne intermittent : tu dois te réconcilier avec ton corps. N'essaie pas de punir ton corps à cause des frustrations causées par les régimes passés en ne mangeant rien de temps en temps. Tu dois plutôt faire la paix avec ton corps et le voir comme ton partenaire dans ta lutte contre les kilos en trop. Tu te trouves dans ce corps pour toute ta vie alors respecte-le, ta vie en sera énormément simplifiée. Pendant le jeûne, et en particulier au début, tu vas beaucoup examiner ton corps. Tout d'abord, tu vas avoir des sentiments de faim et l'appétit devra être réprimé et contenu. Puis, il va falloir du temps avant que l'aiguille de la balance ne commence à descendre. Plus tu montreras de respect à ton corps pendant cette période difficile, et pour tout ce qu'il doit supporter, plus cela sera facile pour toi. Si tu as honte de ton corps, tu n'arriveras pas à renoncer à la nourriture lorsque d'autres personnes sont présentes. Tu dois montrer que tu as conscience de ta propre valeur et être certain(e) de tes décisions. Tu n'es pas obligé(e) de dire qu'il s'agit seulement de perdre du poids. En effet, le régime intermittent présente de nombreux autres avantages pour ta santé, et tu peux très bien dire que tu veux faire plus pour ta santé afin d'être plus en forme. Personne ne verra là quelque chose de farfelu. La plupart des gens auront mauvaise conscience avec de tels arguments car pendant que tu vis ta vie sainement, ils mangent des frites et un dessert : à peu près l'équivalent d'une bombe sucrière.

Le jeûne a naturellement un désavantage : tu devras inévitablement regarder les autres manger de temps en temps. Mais cela n'a rien de grave et il n'y a pas de honte à avoir. Explique simplement aux gens ce qu'est vraiment le jeûne et parle-leur des avantages pour la santé qui en résultent (voir chapitre 3) si tu veux éviter le thème de « la perte de poids ». Mets au courant ta famille et tes amis, car ils te soutiendront lorsque tu n'auras plus l'envie ou la motivation de continuer. Pendant les premiers temps, tu te comporteras peut-être bizarrement et certaines personnes peuvent être de mauvaise humeur le ventre vide, mais cela va passer avec le temps car on s'habitue à tout et tu seras bientôt le/la pro à qui tout le monde viendra demander conseil. Et tu ne dois pas oublier que tu vas aussi maigrir en faisant cela : tu prendras la taille en-dessous lorsque tu achèteras des vêtements, les chiffres commenceront à diminuer sur la balance et tu récolteras bientôt des compliments. C'est la meilleure des récompenses, car tu as ainsi conscience de ta réussite.

Peut-être que tu n'es pas seul(e). Peut-être que d'autres personnes de ton cercle d'amis et de ta famille ont également envie de se mettre au jeûne intermittent. Tu n'es pas le ou la seul(e) à vouloir en finir avec les régimes à la noix et à chercher une solution durable. Parles-en autour de toi, il y a sûrement quelqu'un dans ton entourage que cela intéresse. Ensemble, vous serez plus forts et vous pourrez vous encourager mutuellement, vous donner des conseils et partager vos expériences. Il se peut aussi que tu commences seul(e) et que d'autres aient envie de se mettre au jeûne intermittent en voyant que tu réussis. Tu deviendras sans t'en rendre compte leur mentor et partageras tes expériences.

Chapitre 2 : Les différents types de jeûne intermittent

Il existe trois types principaux de jeûne intermittent.

1. **Le jeûne quotidien / le *fasting***
   Avec cette méthode, tu ne renonces aux aliments et aux calories « que » plusieurs heures par jour (entre 12 et 23 heures par jour). Tu fais cela tous les jours ou presque et il est possible d'augmenter le temps des phases de jeûne petit à petit.

2. **Le jeûne 5:2**
   La semaine de 7 jours forme la trame de base. Pendant 5 jours, tu manges tout à fait normalement, et pendant 2 jours (non consécutifs !) tu jeûnes. Peu importe quels jours tu jeûnes et quels jours tu manges. Il n'est pas obligatoire de suivre un schéma strict. Cette méthode est très flexible car tu peux manger les jours où tu as des rendez-vous importants et jeûner n'importe quand un autre jour. De plus, tu peux décider par exemple que tes jours de jeûne ne tombent jamais le week-end.

3. **Le jeûne 1:1**
   Cette méthode fait alterner les jours de

jeûne et les jours normaux avec un rythme relativement constant de 24 heures. C'est la méthode la plus radicale car tu renonces à manger en moyenne pendant 3,5 jours par semaine.

De nombreuses personnes qui suivent cette méthode consomment malgré tout entre 500 et 600 kcal par jour sous forme de petits repas (ou snacks / goûters) au lieu de jeûner complètement les jours de jeûne.

Le type de jeûne que tu choisis dépend entièrement de toi. Chacun de nous a son propre mode de vie et c'est pourquoi il n'y a pas de « recette miracle » sur comment le jeûne doit fonctionner. Comme nous l'avons déjà dit dans le chapitre précédent, la raison pour laquelle le jeûne intermittent est tellement efficace est qu'on stimule sans cesse le corps d'une nouvelle manière et il ne peut pas s'habituer. C'est pourquoi l'idéal serait d'alterner entre les trois types de jeûnes. Cela offre une flexibilité maximale lorsque tu veux faire la fête, partir en vacances ou que tu as des rendez-vous d'affaires.

Tu peux par exemple jeûner lundi, manger normalement mardi et mercredi. Il était prévu que tu jeûnes à nouveau jeudi, mais tu as un déjeuner professionnel prévu à midi. Tu peux alors commencer le jeûne jeudi après-midi jusqu'au lendemain à la même heure. Samedi, tu es invité(e) à un barbecue le soir chez des amis et dimanche tu peux de nouveau jeûner. Le lundi de la semaine à venir sera donc un jour où tu manges. Tu vois, le jeûne intermittent est d'une flexibilité extrême face à de nombreuses situations et il est facile de réagir à des engagements et de s'adapter.

La première méthode, le jeûne quotidien ou *fasting*, est la méthode la plus utilisée. Les autres méthodes sont moins appréciées en raison de leur côté plus radical.

Chapitre 3 : Les effets du jeûne intermittent

Malheureusement, trop peu d'études ont été menées sur l'homme pour analyser les effets du jeûne intermittent. Il y a donc peu de preuves scientifiques. Toutefois, le phénomène a été très souvent étudié chez les animaux. Les tests sur animaux du jeûne intermittent mettent souvent en scène des souris chez lesquelles un rythme intermittent de phases de jeûne et de nourriture a été instauré, et les résultats obtenus sont étonnants. Bien que peu d'études aient été réalisées sur l'homme, cela montre des résultats particulièrement positifs sur la santé.

Glycémie

Chez les personnes ayant une glycémie normale (c'est-à-dire les personnes ne souffrant pas de diabète), il apparaît que le corps dégrade le glucose lorsque celui-ci est disponible en trop grande quantité pendant les moments où aucun aliment n'est mis à disposition pendant plusieurs heures. Lorsque cette tâche est terminée, le métabolisme peut se consacrer pleinement à la dégradation des matières grasses. Le corps puise alors toute son énergie dans les réserves de matières grasses. Puisque la glycémie a atteint un taux normal, moins d'insuline est nécessaire et le risque de diabète chute.

Autophagie

L'autophagie est un processus survenant dans les cellules au cours duquel les cellules commencent à se digérer elles-mêmes car elles souffrent d'un manque d'énergie. Ce processus se produit généralement environ à partir de 14 heures ou plus sans apport de nourriture. Cela a l'air terriblement négatif, mais il s'agit au contraire d'un processus formidable qui aide à rester en bonne santé. Au cours de l'autophagie, les cellules brûlent les vieux composants ou ceux qui ne fonctionnent plus. Au lieu de se détruire pendant leur autodigestion, les cellules réalisent un tri de leurs déchets et les brûlent. Imagine que tu te chauffes avec une cheminée et que le bois de chauffage vienne à manquer. Au lieu de mourir de froid, tu vas simplement aller chercher du papier dans ta poubelle de déchets recyclables et le brûler. Puis, les poubelles sont vides et tu commences à trier les affaires dans ton grenier et tu brûles tout ce qu'il est possible de brûler et qui a simplement pris la poussière là-haut pendant 10 ans. Ainsi, par « nécessité », ta maison a

été bien triée et tu as de la place pour y mettre de nouvelles choses.
Ton corps fait exactement pareil. Les chercheurs qui ont analysé le phénomène chez les souris supposent même que ce processus pourrait avoir des effets positifs contre le cancer ou la maladie d'Alzheimer. Il semblerait que les cellules cancéreuses ne supportent pas le manque de glucose alors que les cellules saines survivent très bien pendant un certain temps sans glucose. Ainsi, il serait possible d'affamer littéralement les cellules cancéreuses pendant les phases de jeûne. Cela aiderait non seulement les malades du cancer à combattre la maladie, mais protégerait également les personnes en rémission contre les rechutes.

Autres

En plus des effets mentionnés ci-dessus, le jeûne intermittent pourrait encourager la production des hormones de croissance dans le corps ce qui accélèrerait encore la dégradation des matières grasses et favoriserait en même temps la construction des muscles.

Le jeûne intermittent aurait également un effet positif sur notre système immunitaire et notre durée de vie. Tous ces effets n'ont pas encore été suffisamment étudiés par les scientifiques et il est nécessaire de réaliser encore de nombreuses études pour prouver avec précision ces résultats. Cependant, ce que la science a su montrer jusqu'à aujourd'hui est de bon augure.

Chapitre 4 : Une mise en place pas à pas

Au tout début, c'est difficile évidemment. Puisque nous avons tous des corps différents avec un état de santé et un mental différents, il est impossible d'établir un plan unique pour tout le monde. Le fait est que tu dois d'abord t'adapter au jeûne. Cela concerne avant tout ton mental (oui, même si tu débordes d'optimisme et de santé) et tes habitudes. Ces deux facteurs représentent une grande part de ta vie – plus grande que tous les autres facteurs. Regarde simplement autour de toi : certaines personnes ne prennent jamais de petit déjeuner alors que d'autres sont d'une humeur de chien s'ils n'ont pas eu leurs petits pains à 7h. Cela dépend de tes habitudes personnelles. Pour cette raison, chacun débute le jeûne avec sa propre configuration et rencontrera des obstacles et des défis différents. Donc, essaie calmement de voir ce qui fonctionne pour toi. Il n'y a pas qu'une seule bonne façon de faire et toutes les autres sont mauvaises. Il y a de nombreuses voies possibles qui mènent au même objectif.

En tant que débutant, commence avec un jeûne quotidien (*fasting*) et ce avec des phases courtes. Vois cela un peu comme démarrer un nouveau sport : on ne naît pas coureur de marathon, mais on s'y entraîne petit à petit. On court par exemple seulement 5 km au début, puis 10 km, jusqu'à atteindre après de nombreux entraînements les fameux 42 km.

Le jeûne fonctionne de la même manière. Ne vas pas trop vite. Donne à ton corps, et aussi à ton esprit, le temps de s'habituer au jeûne. Le mieux est d'écrire un plan, comme un plan d'entraînement, où tu noteras tes objectifs. Au début, tu jeûneras un peu tous les jours jusqu'à être capable de tenir 24 heures sans manger, puis tu mangeras normalement. Fais attention : pendant environ un mois et demi, il n'y aura pas beaucoup de flexibilité permise. La flexibilité vient plus tard, lorsque tu es capable de jeûner pendant une phase complète de 24 heures et de pouvoir manger tout à fait normalement le jour suivant. Si possible, fais en sorte de ne pas partir en voyage ou en vacances, ou de changer de lieu de travail ou de déménager pendant cette période.

1. **Démarrer**

   Lorsque tu jeûnes pour la première fois, tu peux commencer très doucement en utilisant la nuit. Puisque de toute façon, tu ne vas pas manger pendant environ 8 heures, il ne te reste alors que 4 heures à placer dans ton plan de jeûne pour atteindre une phase de 12 heures sans manger. Selon ton mode de vie et tes activités quotidiennes, tu peux par exemple dîner plus tôt et reprendre des calories au moment du petit déjeuner. Ou tu peux manger comme d'habitude le soir et aller prendre un verre avec quelqu'un à 10h ou décider de prendre ton petit déjeuner à 10h30 le lendemain matin. Reste à cette étape pendant une semaine.

2. **Augmenter un peu**
L'étape suivante est de renoncer complètement à un repas. Puisque tu utilises déjà la nuit, tu peux soit renoncer au dîner, soit au petit déjeuner. Pendant le reste de la journée, tu peux continuer de manger normalement et joyeusement ce qui te tombe sous la dent. Tu peux déplacer les horaires de tes autres repas : par exemple, tu peux déjeuner à 11h30 au lieu de 13h si tu fais l'impasse sur le petit déjeuner.

3. **Continuer d'augmenter doucement**
Ensuite, tu peux continuer à augmenter la taille des phases jusqu'à atteindre

environ 20 heures sans apport de nourriture. Augmente la phase de jeûne de 2 heures par semaine au maximum.

4. **Essayer les autres types de jeûnes** Lorsque tu as atteint les 20 heures de jeûne, tu peux enfin profiter de la liberté du jeûne intermittent et essayer les deux autres types de jeûnes. Comme nous l'avons déjà dit précédemment, tu peux soit te conformer à un type de jeûne, soit en combiner plusieurs selon ton mode de vie et tes priorités.

Boire pendant les phases de jeûne

Lorsque l'on parle de jeûne, on ne fait pas simplement la différence entre l'alimentation solide et l'alimentation liquide. Pendant une phase de jeûne, il s'agit vraiment de ne consommer aucune calorie. Cela veut dire malheureusement qu'il faut renoncer également à de nombreuses boissons. Tout en haut de la liste, on place évidemment les boissons contenant du sucre. Les limonades et sodas, les jus de fruit et le thé sucré sont à bannir, ainsi que les produits laitiers. L'alcool est à bannir également. En soi, boire de l'alcool n'est pas un problème, mais les boissons alcoolisées contiennent énormément de sucre, en consommer représente une rupture du jeûne et fait refonctionner ton système digestif. Ton métabolisme doit se remettre à dégrader les substances nocives (l'alcool est une substance nocive) et cela ralentit sa mission principale qui est de dégrader les matières grasses. La bonne nouvelle pourtant, est que tu peux toujours boire du café. Toutefois, fais attention, car la caféine peut avoir des effets différents lorsqu'on la consomme le ventre vide. Essaie d'abord avec du café moins fortement dosé et regarde comment tu te sens avant de recommencer à consommer du café comme tu en as l'habitude.

Manger entre deux phases de jeûne

Oui, entre les phases de jeûne, tu peux vraiment manger ce que tu veux. Évite toutefois de manger sans compter. Prends le jeûne comme une opportunité pour prendre conscience de ce que tu manges. Savoure chaque bouchée et applique-toi à manger plus sain.

Le mieux reste d'avoir une alimentation équilibrée et de consommer environ 2000 kcal par jour. Fais attention à consommer suffisamment de vitamines et de minéraux, car on a tendance à les négliger pendant le jeûne, mais ils restent importants.

Certaines personnes s'inquiètent peut-être concernant la consommation de protéines, car les muscles ont bel et bien besoin de protéines. Cette inquiétude est sans fondements. Notre corps est très doué pour recycler et réutiliser les protéines. Nous n'avons besoin de beaucoup de protéines et ce que nous consommons pendant les repas entre les phases de jeûne est plus que suffisant. Cela vaut également si tu es sportif et que tu as beaucoup de muscles ou si tu lies ton jeûne à un programme de remise en forme pour reconstruire ta musculature. Les muscles ne sont constitués qu'à 25 % de protéines et ils n'augmentent que très lentement. Alors tu n'as vraiment pas besoin de protéines supplémentaires. Lorsque tu manges, consommer un peu de viande et de produits laitiers suffit à couvrir tes besoins en protéines. Lorsque les jours de jeûne arrivent, ton corps n'a pas de problèmes. Il n'y a donc pas de raison de prendre des compléments alimentaires ou d'acheter d'autres produits enrichis en protéines.

Et après ?

Comme tu t'en es sûrement rendu compte, il s'agit avec le jeûne intermittent d'un processus très long. Il faut d'abord s'y habituer lentement puis il faut encore un certain temps avant de trouver un bon rythme. Si tu veux seulement perdre un peu de poids pour retrouver une belle silhouette en maillot de bain pour les vacances, le jeûne intermittent n'est pas vraiment adapté pour toi. Toutefois, si tu veux changer ton hygiène de vie et améliorer durablement ta santé, c'est tout à fait ce qu'il te faut.

Pour ce qui est de la perte de poids, tu devras te montrer patient(e) car tu introduis le jeûne lentement, et les effets ne seront pas visibles tout de suite au début. De plus, même lorsque tu auras trouvé ton rythme de jeûne, ton poids ne va diminuer que petit à petit. Cet effet est encore renforcé car le jeûne influence ton métabolisme de telle manière que ton corps construit plus facilement du muscle qu'avant. Les muscles sont plus denses que la graisse. En d'autres termes, les muscles sont plus lourds que la graisse, c'est pourquoi il ne faut pas seulement prendre ton poids comme point de repère. Le mieux est d'acheter une balance qui calcule la masse grasse (aujourd'hui il y en a des très bon marché) et de ne pas seulement regarder ton poids, mais aussi ton pourcentage de graisse corporelle et de muscle. Tu verras vite que quelque chose de positif se passe dans ton corps. Regarde-toi dans le miroir : ton corps a une toute autre allure dès lors que les muscles ont remplacé la graisse.

Chapitre 5 : Bonus : Pour aller plus loin

Le jeûne intermittent n'est vraiment pas une variante de régime, c'est plutôt un style de vie. Tu vas changer radicalement de vie, car tes habitudes alimentaires vont être complètement transformées. Pense au temps que tu passes à préparer et à manger tes repas. Tu vas pouvoir désormais utiliser ce temps autrement. Peut-être que tu vas pouvoir sortir, faire du sport ou simplement lire ce bon livre qui traîne et prend la poussière depuis plus d'un an sur ton étagère. Nous te recommandons d'utiliser ce temps gagné pour toi. Si tu te reposes et que tu es moins stressé(e), ce sera plus facile pour toi de tenir pendant les phases de jeûne (et ce pendant longtemps !) et tu seras plus performant(e) que d'habitude.

Si tu veux faire encore plus pour toi et pour ton corps, tu peux soutenir ta perte de poids avec différentes méthodes grâce au jeûne intermittent.

Alimentation

Tu peux atteindre de très bons résultats en prêtant attention à ton alimentation. Naturellement, nous avons déjà dit que tu n'avais pas à renoncer à des aliments particuliers pendant les pauses entre les phases de jeûne et que tu avais le droit de manger tout ce qu'il te plaisait. C'est vrai, et tu réussiras à dégrader les matières grasses et perdre du poids. Nous mettons les conseils suivants à ta disposition si tu souhaites soutenir un peu plus ta perte de poids et maigrir plus rapidement. Tu peux les ignorer complètement ou, comme nous te le recommandons, les suivre temporairement. Ton mode de vie change déjà beaucoup lorsque tu jeûnes, tu n'es pas obligé(e) de transformer complètement ton alimentation.

Comme nous l'avons déjà expliqué dans le premier chapitre, le jeûne intermittent est efficace parce que ton métabolisme a fini de dégrader le glucose en excès après un certain temps et qu'il peut ainsi se consacrer entièrement ensuite à la dégradation des cellules graisseuses.

Tu peux renforcer cet effet en consommant moins d'hydrate de carbones ou glucides. De quoi s'agit-il exactement ?
Les glucides (ou hydrates de carbones) se cachent dans tous les produits céréaliers. Le sucre en fait partie. Ce sont des composés de carbone dont les molécules forment une chaîne. Plus la chaîne est courte, plus la molécule sera digérée rapidement, ce qui fait

augmenter le taux de glycémie à une vitesse foudroyante. Les longues chaînes de glucides ont besoin de plus de temps pour être digérées, et sont préférables car elles ne causent pas de pics d'augmentation de la glycémie.

Les glucides à chaînes courtes sont du sucre sous toutes ses formes et variantes, comme le fructose des fruits, le miel, etc. Les glucides à chaînes moyennes se retrouvent dans les produits à base de farine blanche et ceux à chaînes longues dans les produits à base de céréales complètes.

Afin de ne pas faire augmenter le taux de glycémie trop rapidement et d'organiser efficacement la dégradation des matières grasses, tu peux augmenter ta consommation de produits aux céréales complètes et réduire la part de produits à base de farine blanche. Tu n'as pas besoin de courir acheter des nouilles bio complètes tout de suite, cela suffit de mettre un peu de pain complet au lieu du pain blanc dans ton menu. C'est la même chose pour le sucre. Ne renonce pas pour toujours à tout ce qui est sucré, car ton menu manquerait alors de choses agréables à manger. Essaie simplement de réduire un peu ta consommation de sucre. Allonge tes jus de fruit avec de l'eau au lieu de les boire purs, met un sucre dans ton café au lieu de deux, et la prochaine fois que tu iras chez le pâtissier, opte pour un gâteau plutôt qu'une tarte.

Tout l'art de la chose ne réside pas dans le fait de bourrer son alimentation de céréales complètes et de produits sans sucres, car cela n'est pas satisfaisant sur la durée. Puisque le jeûne intermittent n'est définitivement pas un régime qui prendra fin après un certain temps, mais une hygiène de vie durable, ton comportement alimentaire doit te faire te sentir bien. Ceux qui le souhaitent vraiment peuvent renoncer aux bonnes choses de manière durable. Mais tu peux aussi continuer à manger des sucreries ou essayer parfois la variante saine pour voir si elle n'est pas meilleure.

Avoir une alimentation équilibrée est souvent l'élément-clé. Parmi les recommandations, on compte les fameuses cinq portions de fruits et légumes par jour pour couvrir tes besoins en vitamines et minéraux. Maintenant, ce n'est pas facile de ne rien manger pendant toute une journée. Mais tu ne dois pas t'inquiéter, car à partir de maintenant, tous les petits rhumes seront sous contrôle. Le jeûne intermittent stimule le système immunitaire et t'aide à combattre les petits microbes. Les compléments alimentaires, comme les préparations de vitamines ou les aliments supplémentés en nutriments ne sont pas nécessaires tant que tu consommes suffisamment de fruits et légumes frais pendant les pauses entre les phases de jeûne. Nous te recommandons de préparer tes repas juste avant de les manger plutôt que d'utiliser des plats préparés. Cela te demandera un peu plus de temps et d'efforts, mais compare cela au temps que tu vas gagner grâce aux repas que tu ne vas pas consommer (car tu seras en phase de jeûne). Cuisiner, c'est de la rigolade, lorsque tu as économisé 2 heures de ta vie sur les dernières 24 heures pendant que les autres étaient à table.

Tu peux aussi faire beaucoup de bien à ton alimentation en général en prenant conscience de ce que tu manges. Ne te laisse pas distraire par les smartphones, télés &co quand tu manges, mais savoure chaque bouchée en conscience et profite de ton repas. Cela deviendra facile pour toi au bout d'un moment, car les repas auront une toute autre place dans ta vie que pour les autres personnes. Fais aussi de chaque repas un événement personnel et laisse-les fondre sur ta langue en conscience.

Sport

Le jeûne intermittent permet non seulement de dégrader les matières grasses, mais aussi d'encourager la construction des muscles. Cet objectif peut être renforcé par la pratique sportive. Que tu fasses des abdos pour avoir enfin un ventre plat ou que tu suives un programme d'entraînement complet pour te sentir en forme, c'est à toi de voir. Ne te surmène pas au début car tu augmenterais le risque de blessures. En sport comme pour le jeûne intermittent : démarre doucement et laisse le temps à ton corps (et ton esprit) de s'habituer. Le reste vient tout seul. Le plus important dans le sport, ce ne sont pas le nombre de tours que tu as fait ou les poids que tu peux porter mais le plaisir que tu en retires. Si faire du sport ne te fais pas plaisir, tu ne tiendras pas longtemps. Essaie différents types de sport, et vois ce qui est fait pour toi.

Conclusion

Le jeûne intermittent ne fait pas partie du quotidien de beaucoup de gens pour le moment. Nombreux sont ceux qui ne savent pas grand-chose de la méthode, mais cela va devenir de plus en plus populaire : tu fais officiellement partie des précurseurs de la tendance !

Ne te prends pas trop la tête à propos des questions idiotes et farfelues que l'on pourra te poser. Ces questions (et les commentaires qui les accompagnent) vont et viennent comme les gens qui les posent. Tu dois avoir conscience qu'il s'agit de toi et de ton corps, et que tu en vaux la peine. Souviens-toi et rappelle à ton entourage qu'il n'est pas seulement question de perdre du poids, mais que le jeûne intermittent offre également de nombreux avantages pour ta santé. Dans les années à venir, d'autres études seront faites sur le sujet et, qui sait, peut-être que d'autres avantages seront découverts dont on n'avait pas encore conscience.

Il n'y aura certainement jamais beaucoup de gens à pratiquer le jeûne intermittent, mais sois prêt(e) dans quelques temps à donner des conseils et à aider l'un ou l'autre des nouveaux de la discipline. Car les questions idiotes et farfelues peuvent toujours cacher un intérêt sérieux. De nombreuses personnes se demandent pourquoi les régimes se terminent toujours dans la frustration et avec des effets yo-yo. Presque tout le monde rêve d'avoir une vie légère (littéralement) plutôt que de fixer, en état de choc, sa balance après avoir eu du mal à fermer le bouton de son pantalon. Cette frustration ne sera bientôt plus qu'un mauvais souvenir, car le jeûne intermittent t'offre une toute nouvelle hygiène de vie qui se transférera à ta garde-robe. Peu importe ce que tu achèteras, dans six mois ou un an, tu pourras encore le porter et verras venir sereinement le prochain été. Pas de stress juste avant les vacances parce que tu auras honte de te montrer à la plage. Non, tu iras à la plage comme tu es et tu te régaleras au buffet, car tu sais quoi ? Un jour de jeûne en vacances ? Pas de problème. Tu pourras profiter des regards jaloux qui veulent tous la même silhouette que toi.

Nous espérons avoir pu t'inspirer avec ce livre.

Prends ta vie en main et change-la !

Sources bibliographiques

https://intervall-konzept.de/fasten-weniger-essen-besser/ (30.05.2017)

https://intervall-konzept.de/intervallfasten-ohne-jo-jo-effekt/ (31.05.2017)

http://jamesclear.com/the-beginners-guide-to-intermittent-fasting (30.05.2017)

http://www.rp-online.de/leben/gesundheit/ernaehrung/intermittierendes-fasten-plan-und-anleitung-zum-abnehmen-aid-1.5965081 (01.06.2017)

http://strong-magazine.com/intervallfasten-intermittierendes-fasten-anleitung/ (01.06.2017)

Mentions légales

Text: Copyright © 2018 by ALI KALAI TLEMCANI

Mentions légales et publication: :

ALI KALAI TLEMCANI

1 Complexe El hassani Immeuble Amal 2

90000 TANGIER

Marokko

Tous droits réservés.

Toute réimpression ou copie, même partielles, du présent ouvrage ne sont pas autorisées sans accord préalable de l'auteur.

Photographie:

© vedvid_ARTS/ www.depositphotos.com

Avis important :

Les informations contenues dans ce livre sont communiquées dans un but informatif uniquement et ne doivent en aucun cas être considérées comme des conseils professionnels ou des substituts de traitements fournis par des médecins formés et agréés. Ces informations ne sont pas non plus des recommandations de processus diagnostic ou thérapeutique. Le contenu n'est en aucun cas un encouragement à l'automédication ni ne doit servir de base à l'autodiagnostic ni à l'automédication. Les informations contenues dans le présent ouvrage reflètent uniquement les opinions de l'auteur. L'auteur ne fournit aucune garantie, formelle ou implicite, sur la véracité des propos ni pour la manière dont ceux-ci sont énoncés.

Si le contenu de cet ouvrage présente une infraction à la loi applicable de quelque manière que ce soit, merci d'en faire part à l'auteur. Le contenu en question sera immédiatement retiré ou modifié.

Responsabilité pour les liens

Le présent ouvrage contient des liens vers des sites internet tiers sur le contenu desquels nous n'avons pas d'influence. Nous ne pouvons donc pas être tenus pour responsables pour ces contenus externes. Les fournisseurs ou propriétaires des pages liées sont responsables de leurs contenus respectifs. La présence de violations de la loi dans les pages mises en lien a été contrôlée lors de la création des liens. Leur contenu n'a pas été identifié comme étant illégal au moment de l'ajout du lien. Un contrôle permanent du contenu des pages liées n'est pas concrètement possible. Nous nous engageons cependant à retirer ces liens s'il vient à notre connaissance que les contenus liés présentent des infractions à la loi applicable.